LE RÉGIME CRÉTOIS

comment s'y prendre

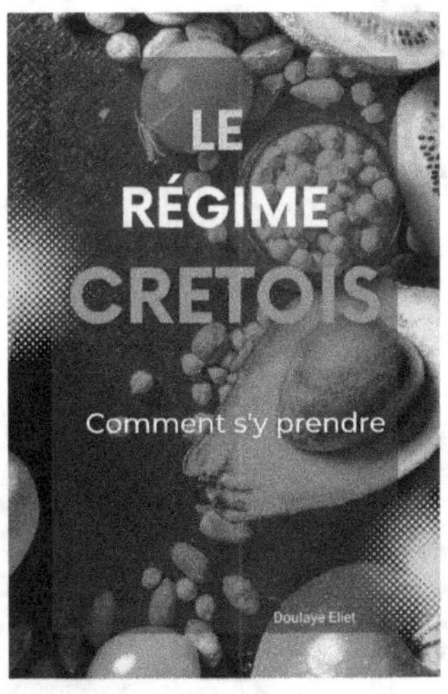

Doulaye Eliet

LE RÉGIME CRETOIS

Comment s'y prendre

Doulaye Eliet

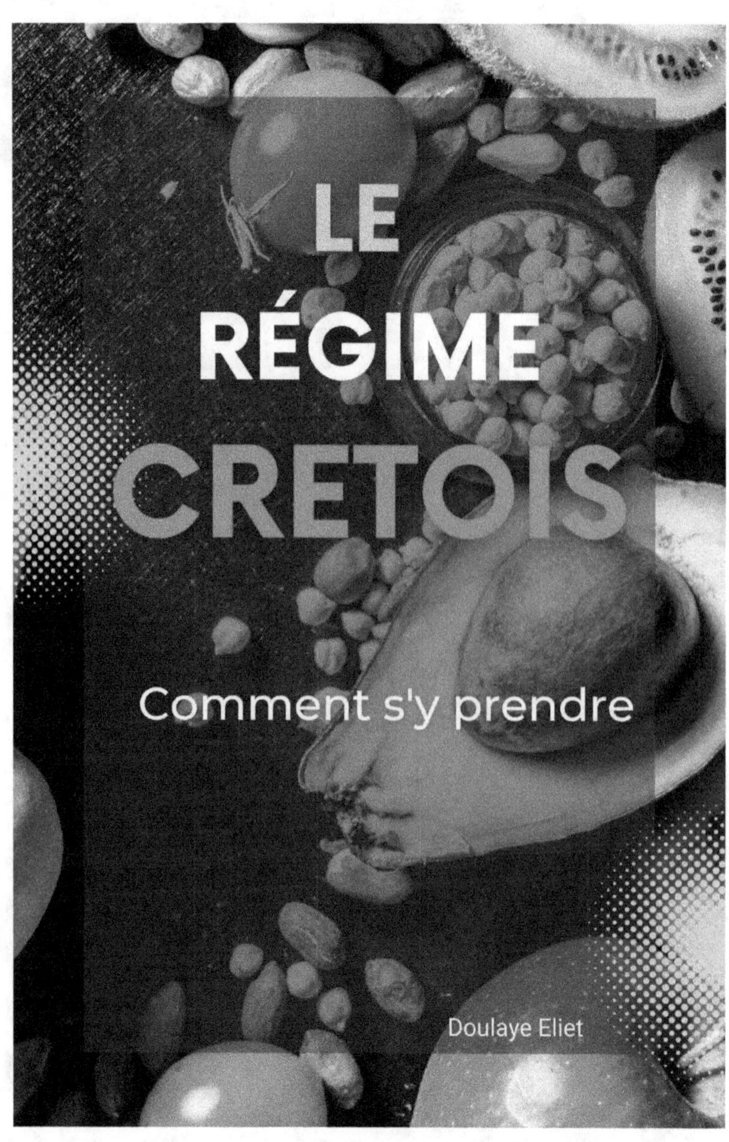

Introduction

Dans un monde où les régimes alimentaires et les tendances en matière de santé semblent changer plus rapidement que jamais, une constante demeure : la poursuite d'un mode de vie sain et équilibré. Parmi de nombreuses approches à travers les âges, le régime crétois apparaît comme un signe de sagesse nutritionnelle enracinée dans les traditions séculaires de la belle île méditerranéenne de Crète.

Bien plus qu'une simple méthode d'amaigrissement, ce régime

incarne un véritable art de vivre, une façon de manger et de vivre en harmonie avec l'environnement.

Ce livre, **"le régime Crétois : comment s'y prendre "**, vous invite à explorer les principes et les avantages de ce mode de vie extraordinaire. Nous vous guidons à travers les délices culinaires et les habitudes de vie qui ont façonné la santé et le bien-être des Crétois pendant des générations. Dans les pages suivantes, découvrez comment adopter ces anciens enseignements peut non seulement améliorer votre santé physique, mais aussi nourrir votre esprit et votre âme.

Au cœur du régime crétois se trouve la simplicité : beaucoup d'aliments frais et naturels préparés avec amour et appréciés en bonne compagnie. Nous explorons les principaux aliments qui constituent la base de ce régime, des valeurs nutritionnelles comme l'huile d'olive aux couleurs vibrantes des légumes et des fruits locaux. Cependant, le régime crétois est plus qu'une simple collection de recettes ou d'aliments à manger. C'est un appel à repenser notre rapport à la nourriture, à nous connecter avec la nature et à adopter une approche holistique de la santé.

Tout au long de ce livre, nous vous guidons pour explorer les avantages nutritionnels du régime à la craie, les avantages qu'il apporte à votre cœur et à votre esprit. Nous vous fournissons des outils pratiques pour planifier vos repas, mettre en œuvre les modes de vie crétois et naviguer avec succès dans le monde moderne tout en restant fidèles à ces traditions éprouvées. De plus, nous discutons des aspects écologiques et de durabilité du régime à base de craie, en soulignant l'importance de choix alimentaires conscients pour notre planète.

Ce livre n'est pas seulement un guide, mais aussi une source d'inspiration pour ceux qui veulent une vie équilibrée, nutritive et pleine de sens. Success stories, recettes traditionnelles et témoignages personnels vous montreront comment le **Chalk Diet** peut transformer profondément et durablement votre santé et votre bien-être. Alors, que vous connaissiez déjà le **régime Chalk** ou que vous souhaitiez découvrir ses bienfaits pour la première fois, plongez dans les pages suivantes avec un esprit ouvert et une soif d'informations. Ensemble, nous explorerons le monde fascinant du régime crétois et découvrirons comment vous aussi pouvez absorber la sagesse de cette ancienne tradition pour vivre une vie saine, pleine et délicieuse

Chapitre 1 : Introduction au Régime Crétois

Le régime crétois, également connu sous le nom de régime méditerranéen, est plus qu'une simple approche nutritionnelle.

C'est un mode de vie ancré dans les traditions séculaires de la Crète, une île méditerranéenne de soleil et de profonde richesse culturelle. Ce chapitre d'introduction vous emmène au cœur de ce mode de vie équilibré, en explorant ses origines, sa justification et en mettant en évidence les preuves scientifiques à l'appui de ses avantages.

Origines du régime crétois :
 Le régime crétois a ses racines en Crète, une île grecque connue pour sa longévité et la bonne santé de ses habitants, les habitudes alimentaires et le mode de vie traditionnel de ses

habitants. Cet ancien régime alimentaire a évolué en harmonie avec les ressources naturelles et les pratiques agricoles locales de la région. Les Crétois préfèrent un régime basé sur des ingrédients simples et non transformés tels que des légumes frais, des fruits, des grains entiers, des olives et des légumes.

Principes de base:
 Le régime crétois repose sur plusieurs principes clés qui contribuent à sa réputation d'alimentation saine et équilibrée :

 L'huile d'olive comme matière grasse principale : les Crétois utilisent traditionnellement l'huile d'olive vierge comme principale source de graisse, qui est riche en acides gras monoinsaturés et en antioxydants. Cette pratique a été associée à une diminution du risque de maladies cardiovasculaires.

Aliments frais et non transformés : Les Crétois préfèrent les aliments non transformés et locaux riches en nutriments et en saveurs. Leur alimentation est basée sur les grains entiers, les légumes, les fruits, les légumineuses, les noix et les graines.

Consommation modérée de viande et de produits laitiers :

Contrairement à de nombreux régimes occidentaux, le régime crétois limite la consommation de viande rouge et de produits laitiers. Au lieu de cela, les protéines animales proviennent de sources telles que le poisson et les produits laitiers fermentés.

Une abondance de fruits et légumes : Les Crétois consomment une grande variété de fruits et légumes, riches en vitamines, minéraux et fibres. Cet exercice aide à renforcer le système immunitaire et à prévenir les maladies.

Exercice régulier : l'activité physique fait partie intégrante du mode de vie crétois. Les Crètes maintiennent une routine active grâce à leurs pratiques agricoles traditionnelles et à leur vie en plein air.

Preuve scientifique:

La popularité croissante du régime à la craie repose sur des preuves scientifiques solides de ses bienfaits pour la santé. De nombreuses études ont montré que ce régime est associé à un risque réduit de maladies chroniques et à une meilleure qualité de vie.

Voici quelques exemples spécifiques :

Santé cardiovasculaire : Des études ont montré que le régime crétois est associé à un risque réduit de maladies cardiovasculaires, principalement en raison de la consommation d'acides gras monoinsaturés présents dans l'huile d'olive. Une étude publiée dans le **New England Journal of Medicin**e a révélé que ce régime peut réduire le risque de maladie cardiaque de près de **30 %.**

Prévention du diabète de type 2 : La consommation de grains entiers et de fibres dans le cadre d'un régime crayeux a été associée à un meilleur contrôle de la glycémie et à un risque réduit de développer un diabète de type 2.

Santé cognitive : Les bienfaits du régime à la craie ne se limitent pas au physique. La recherche montre que les aliments riches en antioxydants, comme ceux que l'on trouve dans les fruits et légumes, peuvent aider à maintenir la santé cognitive et à réduire le risque de déclin cognitif.

Longévité : Les Crétois sont connus pour leur longévité exceptionnelle. Une étude menée par l'Université de Californie a montré que les personnes qui suivaient un régime méditerranéen, comme le régime crétois, avaient un risque de décès de **20 %** inférieur à celles qui suivaient d'autres régimes.

Le régime crétois est bien plus qu'un simple régime, c'est une philosophie de vie prônant la simplicité, le lien avec la nature et l'équilibre. En adoptant les principes du régime crétois, vous pouvez non seulement améliorer votre santé, mais aussi vous connecter avec les anciennes traditions alimentaires qui ont nourri des générations de Crétois. Dans les chapitres suivants, nous approfondirons les bases du régime crétois, ses avantages nutritionnels et les moyens

pratiques de l'intégrer à votre vie
moderne.

Chapitre 2 : Les Aliments Clés du Régime Crétois

Le régime crétois est centré sur
des aliments simples mais nutritifs
qui nourrissent et maintiennent la
santé des Crétois depuis des
générations. Ce chapitre examine
de près les principaux aliments
qui constituent l'épine dorsale de
ce mode de vie, en soulignant leur
valeur nutritionnelle et en donnant
des exemples spécifiques pour

vous aider à les intégrer dans votre alimentation quotidienne.

L'huile d'olive vierge extra : la pierre angulaire du régime crétois L'huile d'olive extra vierge est bien plus qu'un ingrédient culinaire dans le régime crétois - c'est un symbole de santé et de vitalité. Cette huile dorée est riche en acides gras monoinsaturés, qui ont été liés à la santé cardiaque. Des études ont montré que l'utilisation régulière d'huile d'olive extra vierge peut aider à réduire le **LDL ("mauvais" cholestérol)** et à augmenter le **HDL ("bon" cholestérol)**, réduisant ainsi le risque de maladie.

Exemple concret : remplacez les graisses saturées, comme le beurre, par de l'huile d'olive vierge extra dans vos préparations culinaires. Utiliser comme vinaigrette ou marinade pour les légumes rôtis.

 Grains entiers : énergie durable et fibres importantes

 Les grains entiers comme le blé entier, l'orge et le quinoa occupent une place importante dans l'alimentation crétoise. Avec des fibres, des vitamines B et des minéraux comme le magnésium, ils fournissent une énergie durable et favorisent la digestion.

 Exemple : Choisissez du pain de grains entiers, des pâtes de grains

entiers ou du riz brun plutôt que
des versions raffinées. Les grains
entiers vous gardent rassasié plus
longtemps et aident à réguler la
glycémie.

**Des légumes frais et colorés :
une explosion de nutriments**
Les légumes sont les joyaux de la
couronne du régime crétois. Les
Crétois mangent une variété de
légumes colorés comme les
tomates, les poivrons, les
aubergines et les épinards. Ces
légumes sont riches en vitamines,
minéraux, fibres et antioxydants
qui renforcent le système
immunitaire et protègent contre
les maladies chroniques.

Exemple : Préparez une salade méditerranéenne avec des tomates, des concombres, des oignons rouges, des olives et de la feta. Arroser d'huile d'olive extra vierge et presser le jus de citron pour une explosion de saveurs et de bienfaits.

Fruits pleins de saveurs et de nutriments

 Les fruits sont un aliment de base du régime crétois, fournissant une dose de douceur naturelle et une foule de nutriments essentiels. Les Crétois apprécient les figues, les grenades, les oranges et les raisins, qui sont riches en vitamine C, en antioxydants et en fibres.

Exemple : Préparez un bol de fruits frais pour le petit-déjeuner ou une collation. Pour une saveur méditerranéenne concentrée, mélangez des figues, des oranges et des raisins.

Légumineuses pour la santé et l'endurance

 Les légumineuses telles que les pois chiches, les lentilles et les haricots sont une source importante de protéines dans le régime crétois. Ils contiennent beaucoup de fibres, de fer et d'acides aminés essentiels.

Exemple : Préparez un houmous crémeux avec des pois chiches, de l'ail, du tahini et du jus de citron. Utilisez-le comme trempette ou garniture pour ajouter des nutriments à votre repas.

 Noix et graines : puissance nutritionnelle en petits emballages Les noix et les graines sont des collations populaires dans le régime crétois. Riche en acides gras essentiels, en protéines et en antioxydants, il assure une peau saine, des cheveux brillants et la santé cardiaque.

Exemple Ajoutez des amandes, des noix et des graines de

tournesol aux salades, aux céréales ou au yogourt pour un coup de pouce nutritionnel.

Produits laitiers modérés et sources saines de protéines
 Bien que la consommation de produits laitiers soit modérée selon l'alimentation crétoise, les Crétois apprécient les fromages de chèvre et de brebis, riches en protéines et en calcium. Ils préfèrent également le yogourt grec, qui est une bonne source de probiotiques pour la santé digestive.
 Exemple : Savourez une salade grecque traditionnelle avec des légumes frais, des olives, du

fromage feta et un filet d'huile d'olive. Associez-le à du yogourt grec en dessert pour une dose de protéines et de probiotiques.

Poissons frais et gras : protéines marines

La Crète étant entourée par la mer Méditerranée, le poisson joue un rôle important dans l'alimentation crétoise. Les poissons gras comme le saumon et le maquereau sont riches en acides gras **oméga-3**, qui contribuent à la santé du cœur et du cerveau.

Exemple concret : Préparez un filet de saumon grillé avec une marinade à l'huile d'olive, à l'ail et au jus de citron. A servir avec des légumes rôtis pour un repas équilibré.

Viande maigre et œufs : une source polyvalente de protéines
 Bien que les viandes maigres telles que le poulet et la dinde soient consommées, elles font partie du régime crétois. Les œufs fournissent également une source de protéines de haute qualité.
  Exemple : faire une omelette aux légumes pour le petit-déjeuner ou un poulet rôti aux légumes pour le dîner.

Les aliments de base du régime crétois reflètent une approche équilibrée et polyvalente de la nutrition. En incorporant ces ingrédients riches en nutriments dans votre alimentation quotidienne, vous pouvez profiter des bienfaits pour la santé associés à ce mode de vie traditionnel. Dans les chapitres suivants, nous explorerons comment planifier des repas crétois équilibrés et comment adapter ces pratiques à votre vie moderne, en célébrant les saveurs et les avantages du régime crétois.

Chapitre 3 : Les Avantages Nutritionnels du Régime Crétois

Le régime de craie est plus qu'un simple régime. Il représente un mode de vie qui combine une alimentation nutritive avec des habitudes saines. Ce chapitre explore les avantages nutritionnels du régime crétois, examine de près les principaux nutriments contenus dans les aliments crétois et fournit des preuves scientifiques et des exemples concrets de leurs avantages pour la santé.

Acides gras monoinsaturés d'huile d'olive extra vierge :
L'huile d'olive extra vierge, un aliment de base du régime crétois, est une riche source d'acides gras monoinsaturés. Ces acides gras bénéfiques ont été associés à la réduction du risque de maladie cardiovasculaire en aidant à réduire le **LDL** (le « mauvais » cholestérol) dans le sang et à augmenter le **HDL** (le « bon » cholestérol). Des études ont également montré que les acides gras monoinsaturés ont des effets anti-inflammatoires qui peuvent aider à prévenir les maladies chroniques.

Exemple : Utilisez de l'huile d'olive extra vierge comme base pour les salades, les marinades et les sautés. Remplacez les graisses saturées dans votre cuisine par cette huile saine.

Antioxydants dans les fruits et légumes :

Le régime crétois est riche en fruits et légumes colorés, qui apportent de nombreux antioxydants. Les antioxydants tels que les **vitamines C et E,** le bêta-carotène et les polyphénols protègent les cellules des dommages causés par les radicaux libres et aident à réduire le risque de maladies chroniques, de vieillissement prématuré et de dysfonctionnement cellulaire.

Exemple spécifique : Préparez une salade composée d'une variété de légumes colorés tels que des poivrons rouges, des carottes, des épinards et des tomates. Ajoutez des herbes aromatiques riches en polyphénols comme le basilic pour un effet antioxydant.

 Fibres pour la santé digestive et la plénitude :

 Les grains entiers, les légumes, les fruits et les légumes du régime à la craie contiennent beaucoup de fibres. Les fibres jouent un rôle important dans la santé digestive, favorisant la régularité des selles et prévenant la constipation. De plus, les fibres augmentent la satiété, ce qui aide à contrôler l'appétit et à maintenir un poids santé.

Exemple : Choisissez des pains, des pâtes et des céréales à grains entiers pour augmenter votre apport en fibres. Ajoutez des légumineuses à vos repas pour une dose supplémentaire de fibres et de protéines.

Poissons gras oméga-3 : Les poissons gras comme le saumon, le maquereau et les sardines sont une riche source d'acides gras **oméga-3**. Ces acides gras polyinsaturés sont connus pour leurs effets bénéfiques sur la santé cardiaque. Ils réduisent l'inflammation, abaissent les taux de triglycérides sanguins et aident à prévenir les maladies cardiovasculaires.

Exemple concret : intégrez du poisson gras dans votre alimentation au moins deux fois par semaine. Préparez un filet de saumon ou un maquereau grillé pour profiter des bienfaits des **oméga-3**.

Calcium et protéines de produits laitiers et légumineuses :

Les produits laitiers tels que les fromages de chèvre et de brebis et les légumineuses sont des sources de calcium et de

protéines selon le régime crétois.
Le calcium est essentiel pour la
santé des os et des dents, tandis
que les protéines sont
nécessaires pour construire et
réparer les tissus corporels.

Exemple Ajoutez du fromage de
chèvre émietté aux salades pour
une saveur crémeuse et nutritive.
Ajoutez des lentilles ou des pois
chiches à vos repas pour
augmenter votre apport en
protéines.

Les avantages nutritionnels du
régime à la craie sont étayés par
des preuves scientifiques solides.
Les principaux aliments de ce
régime fournissent une variété de

nutriments essentiels qui favorisent la santé cardiaque, la digestion, l'inflammation et la prévention des maladies chroniques. En ajoutant ces aliments riches en nutriments à votre alimentation quotidienne, vous profiterez des bienfaits pour la santé qui ont contribué à la longévité et à la vitalité des Crétois pendant des générations.

Chapitre 4 : Planification des Repas Crétois

La planification des repas fait partie intégrante du succès du régime crétois. Ce chapitre décrit des stratégies pour préparer des repas équilibrés et délicieux basés sur les traditions crétoises. Des petits-déjeuners nutritifs aux dîners pratiques, nous vous guidons à travers des exemples spécifiques pour vous aider à intégrer les principes du régime crétois dans vos choix alimentaires quotidiens.

Petit-déjeuner crétois : un départ énergique

Le petit-déjeuner est considéré comme un repas important dans le régime crétois. Il vous donne l'énergie dont vous avez besoin pour commencer la journée et prévient les fringales plus tard dans la matinée. Les options de petit-déjeuner crétois comprennent des aliments riches en fibres et en protéines qui garantissent une satiété durable.

Exemple : un bol de yaourt grec avec des fruits frais, des noix et une cuillerée de miel local. Garnir de pain complet légèrement grillé.

Déjeuner méditerranéen : l'art de la salade et des légumes

Les Crétois apprécient les repas légers et équilibrés pour le déjeuner. Les salades à base de légumes frais, d'olives, de fromage et de légumineuses sont des choix populaires. Les légumineuses ajoutent une dose de protéines et de fibres qui

favorisent la satiété et la stabilité
de la glycémie.

Exemple : salade grecque avec
tomates, concombres, olives,
feta et pois chiches. Assaisonner
avec de l'huile d'olive, du vinaigre
balsamique et des herbes.

**Dîners crétois conviviaux :
beaucoup de fruits de mer et de
légumes**

Les dîners diététiques crétois se
concentrent souvent sur les
protéines maigres telles que le
poisson et les fruits de mer.
Associés à divers légumes et
herbes, ces plats offrent une
combinaison saine et délicieuse.
Exemple : filet de poisson grillé
garni de légumes grillés tels que

courgettes, poivrons et oignons.
Servir avec du riz brun pour un
repas équilibré.

Aliments équilibrés : perles
nutritionnelles du régime crétois

Les collations font partie du
régime crétois, fournissant de
l'énergie supplémentaire entre les
repas principaux. Choisissez des
options nutritives comme des
noix, des fruits frais, des légumes
hachés et du yogourt grec.

Exemple : Une poignée de noix
mélangées, comme des amandes
et des noix de cajou, et quelques
tranches de concombre et de
carotte. Servir avec du yogourt

grec nature pour une collation satisfaisante.

Équilibrer les régimes : principes du régime crétois

Considérez les bases d'une planification réussie des repas du régime crétois :

Variété : Ajoutez différents aliments, couleurs et saveurs à chaque repas pour une nutrition complète.
Portions avec modération : Respectez la bonne taille de portion pour éviter de trop manger et maintenir un poids santé.

Fruits et légumes : essayez de manger beaucoup de fruits et de légumes à chaque repas pour vous assurer de profiter des avantages de leurs nutriments et de leurs fibres.

Grains entiers : Choisissez des grains entiers pour une énergie durable et des fibres qui augmentent la satiété. Protéines maigres : Incluez des sources de protéines maigres comme le poisson, les crustacés, les légumineuses et les produits laitiers faibles en gras.

Huile d'olive : Utilisez l'huile d'olive extra vierge comme principale source de matières grasses pour ses bienfaits pour le cœur.

La planification des repas pour le régime crétois est l'occasion d'explorer l'abondance de saveurs méditerranéennes tout en nourrissant votre corps avec des nutriments essentiels. En suivant les principes du régime crétois et en incorporant des aliments de base dans vos repas quotidiens, vous pouvez profiter des bienfaits pour la santé de cette approche équilibrée et délicieuse. Dans les chapitres suivants, nous discuterons des habitudes de vie crétoises qui complètent cette façon de manger et favorisent une vie saine et épanouie.

Chapitre 5 : Le Mode de Vie Crétois : Bien-Être Holistique

Le régime crétois n'est pas qu'alimentaire. Cela implique un mode de vie holistique qui favorise le bien-être physique, mental et émotionnel. Ce chapitre explore le mode de vie crétois qui complète le régime alimentaire, en fournissant des preuves scientifiques et des exemples concrets pour vous guider vers un mode de vie plus équilibré et épanouissant.

L'importance de l'activité physique : une routine quotidienne

L'activité physique est une partie importante du mode de vie crétois. Les Crétois maintiennent une routine quotidienne active grâce à l'agriculture, aux promenades en plein air et à d'autres activités physiques. Des études ont montré que l'exercice régulier contribue à la santé cardiaque, à la perte de poids et à la prévention des maladies chroniques.

Exemple concret : Ajoutez 30 minutes d'activité physique modérée, comme la marche, le vélo ou la natation, à votre routine quotidienne. Invitez des amis ou de la famille pour rendre l'expérience plus agréable.

Art de l'humeur et repas partagés :

Les repas sont l'occasion de socialiser avec les autres dans le mode de vie crétois. Les Crétois considèrent qu'il est très important de manger en famille ou entre amis. Une telle gentillesse favorise un environnement social positif qui est associé à une

meilleure santé mentale et
émotionnelle.

Exemple concret : Organisez
régulièrement des dîners ou des
déjeuners avec vos proches.
Donnez la priorité aux aliments
divertissants et éteignez les
écrans pour vous concentrer sur
la conversation et la compagnie.

Sommeil réparateur :
Un sommeil de qualité est
essentiel pour la santé et le
bien-être. Les Crétois apprécient
les habitudes de sommeil
régulières qui favorisent la
récupération du corps et de
l'esprit. Des études ont montré
qu'un sommeil suffisant est lié à la

gestion du poids, à la santé cognitive et à la santé mentale.

Exemple concret : créez une routine de sommeil cohérente en vous couchant et en vous réveillant à la même heure chaque jour. Créez un environnement propice au sommeil en gardant la chambre sombre, calme et confortable.

Gestion du stress : l'art de la relaxation

Les Crétois apprécient les moments de détente pour évacuer le stress quotidien. Les loisirs tels que la méditation, le yoga et les loisirs créatifs sont encouragés. La gestion du stress est essentielle à la santé mentale et émotionnelle, et des études ont montré que des techniques de relaxation régulières peuvent réduire l'anxiété et améliorer la qualité de vie.

Exemple de vie : Prenez le temps chaque jour de faire une activité relaxante qui vous apporte de la joie, que ce soit la méditation, la lecture, le jardinage ou la peinture.

Nature et lien avec l'environnement :

La Crète regorge de magnifiques paysages naturels et les Crétois apprécient leur relation avec la nature. Passer du temps à l'extérieur, être dans la nature et profiter de l'environnement a été associé à des avantages pour la santé mentale.

 Exemple concret : planifiez des sorties régulières, qu'il s'agisse d'une promenade, d'une promenade au bord de l'océan ou simplement de vous asseoir dans un parc et de recharger vos batteries.

 Le régime crétois n'est pas seulement de la nourriture dans une assiette. Il offre une approche holistique du bien-être qui comprend l'activité physique, la camaraderie, le sommeil, la gestion du stress et la connexion à la nature. En incorporant ces modes de vie crétois dans votre vie quotidienne, vous pouvez développer un bien-être holistique qui nourrit votre esprit, votre corps et votre âme. Dans les chapitres suivants, nous réunissons ces éléments pour vous aider à créer un style de vie équilibré et épanouissant inspiré des anciennes traditions de la Crète.

Chapitre 6 : Intégrer le Régime Crétois dans la Vie Moderne

Intégrer le régime crétois dans la vie moderne peut sembler un défi, mais il est tout à fait réalisable avec des ajustements et des choix minutieux. Ce chapitre vous guide à travers des stratégies pratiques pour mettre en œuvre les principes du régime de craie dans votre vie quotidienne. Il fournit des preuves scientifiques et des exemples concrets pour vous

aider à adopter ce mode de vie
équilibré.

**Adapter les recettes
traditionnelles** : un équilibre sain
 Vous n'avez pas à renoncer à vos
aliments préférés pour suivre le
régime crétois. En adaptant des
recettes traditionnelles avec des
ingrédients sains, vous pourrez
profiter des saveurs tout en
conservant les bienfaits pour la
santé.

Exemple concret : Transformez
une pizza en utilisant une croûte
de blé entier, une sauce tomate
maison et des légumes frais
comme garnitures. Ajouter du
fromage de chèvre ou de brebis
pour une saveur crayeuse.

Planification alimentaire : concentrez-vous sur des aliments sains

La planification de vos courses est cruciale pour suivre le régime crétois. Avant de magasiner, faites une liste et concentrez-vous sur les aliments frais, les légumes, les fruits, les grains entiers, les protéines maigres et l'huile d'olive.

Exemple concret : planifiez vos repas pour la semaine et faites une liste de courses en conséquence. Évitez les allées pleines d'aliments transformés et concentrez-vous sur les produits frais et les aliments de base.

Cuisson discontinue : gain de temps et de nourriture

La soupe au pot est une stratégie efficace pour intégrer le régime crétois dans la vie trépidante d'aujourd'hui. Préparez de plus grandes portions et congelez les restes pour les prochains repas afin de pouvoir manger sainement même lorsque vous êtes pressé.

Exemple : Préparez une grande marmite de soupe aux légumes, de pappucil ou de soupe aux haricots. Hachez-les et congelez-les pour un repas rapide et nutritif.

Collation saine : fruits, noix et légumes à portée de main

Évitez les collations transformées en gardant des options saines à portée de main. Gardez des fruits frais, des noix non salées et des légumes hachés prêts à manger pour satisfaire votre appétit.

Exemple Préparez des sachets individuels de noix et de fruits secs à emporter avec vous. Conservez les carottes, les concombres et le céleri au réfrigérateur pour des collations croustillantes.

Restaurants et rencontres sociales : faire des choix éclairés
Manger au restaurant ou assister à des réunions sociales ne signifie pas que vous devez abandonner le régime crayeux. Faites des choix éclairés en choisissant des aliments qui comprennent des légumes, des protéines maigres et

de l'huile d'olive. **Exemple** : Pour les légumes, choisissez du poisson grillé, de la viande maigre ou des légumes. Pour contrôler la quantité d'huile, demandez à servir la sauce à côté.

Équilibre et flexibilité : la clé de la durabilité

Lors de l'adoption du régime crétois, la durabilité est basée sur l'équilibre et la flexibilité. Il est parfaitement acceptable de manger occasionnellement moins que la quantité de nourriture requise. Le plus important est de maintenir une approche holistique du mode de vie crétois sur le long terme. **Exemple concret :** profitez de l'occasion privilégiée pour déguster un dessert traditionnel crétois. Compensez cela en vous assurant de suivre également les principes du régime à la craie dans d'autres domaines de la journée.

 L'intégration du régime crétois dans la vie moderne est une question d'adaptation, de planification et de choix conscient. En suivant ces stratégies pratiques et en apportant des changements progressifs, vous pouvez profiter des avantages pour la santé de ce mode de vie délicieusement équilibré tout en répondant aux exigences de votre style de vie moderne. Les traditions crétoises peuvent être un guide précieux pour une vie saine dans le monde d'aujourd'hui.

Chapitre 7 : Les Bienfaits Durables du Régime Crétois

Le régime à la craie offre bien plus que des avantages immédiats pour la santé. Ses principes et modes de vie durables peuvent avoir un impact positif à long terme. Ce chapitre examine les avantages à long terme du régime crétois, en fournissant des preuves scientifiques et des exemples concrets pour vous encourager à adopter ce mode de vie équilibré à long terme.

Santé cardiovasculaire : réduire le risque de maladie cardiaque

Le régime à la craie réduit considérablement le risque de maladie cardiaque. Les acides gras polyinsaturés de l'huile d'olive extra vierge, les poissons gras **oméga-3** et les antioxydants des fruits et légumes aident à soutenir la santé cardiovasculaire en réduisant l'inflammation, en abaissant le cholestérol **LDL** et en améliorant la fonction des vaisseaux sanguins.

Preuve scientifique : Une étude publiée dans le **New England Journal of Medicine** a révélé que les participants qui suivaient un régime méditerranéen riche en huile d'olive et en noix réduisaient leur risque de maladie cardiovasculaire de près de **30 %** par rapport à un groupe à régime faible en gras. .

 Exemple : Incluez régulièrement du poisson gras, de l'huile d'olive extra vierge et une variété de fruits et de légumes dans votre alimentation pour favoriser la santé cardiovasculaire.

Gestion du poids et de l'appétit : maintenir un bon équilibre

Le régime à la craie aide à contrôler le poids et l'appétit grâce à sa teneur élevée en fibres, en protéines et en graisses saines. Les aliments nutritifs et nourrissants tels que les légumes, les fruits, les légumineuses et les grains entiers aident à combattre les fringales et à maintenir un apport calorique adéquat.

Preuve scientifique : Une étude publiée dans **"The American Journal of Clinical Nutrition"** a révélé que les participants qui suivaient un régime méditerranéen perdaient plus de poids que ceux qui suivaient un régime faible en gras.

 Exemple : Pour augmenter la satiété, préparez des aliments riches en fibres et en protéines, comme une salade de quinoa avec des légumes et des haricots ou du yogourt grec avec des fruits et des noix.

 Prévention des maladies chroniques : réduire les risques à long terme

 Le régime à base de craie a été associé à une diminution du risque de maladies chroniques telles que le diabète de type 2, l'hypertension et certains cancers. Les nutriments, les antioxydants et les acides gras bénéfiques de ce régime ont des effets protecteurs qui peuvent aider à prévenir ces maladies.

 Preuve scientifique : une étude publiée dans **"The British Medical Journal"** suggère que suivre un régime méditerranéen était associé à une réduction significative du risque de **diabète de type 2** chez les adultes à haut risque.

 Par exemple, en ajoutant des aliments riches en nutriments et en antioxydants à votre alimentation, vous pouvez contribuer à réduire votre risque de maladies chroniques à long terme.

**Améliorer la santé cognitive :
nourrir le cerveau**

Le régime à la craie a montré des
avantages potentiels pour la santé
cognitive. Les acides gras
oméga-3, les antioxydants et les
vitamines contenus dans les
aliments à base de craie peuvent
soutenir la fonction cérébrale et
réduire le risque de déclin cognitif
lié à l'âge.

Preuve scientifique : Des
études telles que celle publiée
dans **"The Journal of Nutrition,
Health and Aging"** ont montré
qu'un régime méditerranéen riche
en fruits, légumes et acides gras
oméga-3 peut être lié à une

meilleure santé cognitive chez les personnes âgées.

 Exemple : ajoutez régulièrement du poisson gras, des légumes à feuilles vertes et des noix à votre alimentation pour nourrir votre cerveau.

Une meilleure qualité de vie : la clé du bien-être général

Tous les avantages du régime à la craie améliorent la qualité de vie globale. Une alimentation saine, une activité physique régulière, une gestion efficace du stress et des relations sociales positives favorisent le bien-être général et une meilleure qualité de vie.

Preuve scientifique : Des études, dont une publiée dans la revue **PLOS ONE,** ont montré un lien entre l'adoption d'un régime méditerranéen et l'amélioration de la qualité de vie liée à la santé mentale et physique.

Exemple concret : En adoptant les principes du régime crétois et en incorporant des modes de vie sains dans votre vie quotidienne, vous pouvez améliorer votre qualité de vie globale.

Le régime crétois offre des avantages durables qui vont au-delà d'un simple régime. De la santé cardiovasculaire à la qualité de vie globale, les preuves scientifiques soutiennent les avantages de ce mode de vie équilibré. En incorporant les principes du **Chalk Diet** dans votre routine quotidienne et en intégrant ses habitudes de vie, vous pouvez récolter des bénéfices à long terme pour votre santé et votre bien-être. Ce mode de vie traditionnel crétois peut vous mener à une vie épanouie et saine.

Chapitre 8 : Le Régime Crétois en Pratique : Votre Plan d'Action

Maintenant que vous avez exploré les bases, les avantages et les applications du régime Chalk, il est temps de créer un plan d'action concret pour le mettre en œuvre dans votre vie. Ce chapitre vous guide à travers les étapes pratiques pour mettre en œuvre le **Chalk Diet,** en fournissant des preuves scientifiques et des exemples concrets pour vous aider à créer un plan personnalisé et réaliste.

Étape 1 : Évaluez votre alimentation actuelle

Avant de commencer le Chalk Diet, évaluez votre alimentation actuelle. Identifiez les domaines dans lesquels vous pouvez apporter des modifications pour mieux aligner votre alimentation sur les principes crétois.

 Exemple concret : Tenez un journal alimentaire pendant une semaine pour savoir ce que vous mangez et buvez. Identifiez les domaines dans lesquels vous pouvez ajouter plus de fruits, de légumes, de grains entiers et de protéines maigres.

Étape 2 : Définissez vos objectifs et votre plan

 Déterminez vos objectifs personnels pour adopter le régime Chalk. Qu'il s'agisse d'améliorer la santé cardiovasculaire, de gérer son poids ou d'augmenter son énergie, fixez-vous des objectifs

précis et réalistes. Créez ensuite un plan détaillé pour les réaliser.
 Exemple de vie : si votre objectif est de manger plus de légumes, essayez de manger au moins une portion de légumes à chaque repas. Planifiez vos repas et vos collations en conséquence pour vous assurer d'avoir suffisamment de légumes.

Étape 3 : Préparation des repas et des collations

 La préparation des repas et des collations est essentielle lorsque vous suivez le régime à la craie. Planifiez les repas de la semaine suivante, préparez des collations saines et assurez-vous d'avoir les bons ingrédients.

Exemple de vie : Utilisez un jour de la semaine pour préparer un repas. Hachez des légumes, faites cuire des céréales, préparez des protéines et préparez des collations pour les jours à venir.

Étape 4 : Intégrer l'exigence clé

Incluez les principaux aliments du régime à la craie dans vos repas quotidiens. Incluez une variété de légumes, de fruits frais, de grains entiers, de protéines maigres, de légumes et d'huile d'olive extra vierge.

Exemple : Préparez un bol de yogourt grec avec des baies, des noix et un filet d'huile d'olive pour le petit-déjeuner. Pour le déjeuner, choisissez une salade composée

de légumes colorés et de
protéines maigres.

Étape 5 : Respectez les portions et modérez

Le régime crétois recommande la modération et le respect des bonnes portions. Écoutez les signaux de votre corps et évitez de trop manger.

Un exemple concret : vous servir les bonnes portions et prendre le temps de savourer chaque bouchée. Mangez lentement et arrêtez-vous lorsque vous êtes rassasié, mais pas trop.

Étape 6 : Activité physique régulière

L'activité physique est l'une des pierres angulaires du régime alimentaire crétois. Intégrez de l'exercice régulier à votre routine quotidienne pour favoriser la santé cardiaque, la gestion du poids et le bien-être mental. Exemple concret : prévoyez au moins 150 minutes d'exercice modéré par semaine. Choisissez des activités que vous aimez, comme la marche, la danse, la natation ou le vélo.

Étape 7 : Gestion du stress et relaxation

La gestion du stress est essentielle au bien-être général. Incorporez des techniques de relaxation telles que la méditation, le yoga ou la respiration profonde dans votre routine quotidienne.

Exemple concret : Réservez quelques minutes chaque jour pour méditer ou respirer profondément. Créez un espace de détente dans votre maison pour vous retirer et vous ressourcer.

Étape 8 : Socialiser et s'amuser

Appréciez les repas partagés et socialisez avec vos proches. Créez des moments joyeux autour de la nourriture et de la conversation.

Exemple concret : inviter des amis ou de la famille à partager un repas crétois. Préférez la conversation et l'interaction pendant les repas.

Étape 9 : Vérifier et ajuster

Suivez vos progrès en tenant un journal alimentaire, en enregistrant votre activité physique et en enregistrant vos réussites et vos défis. Effectuez des ajustements en fonction de vos besoins et préférences.

Exemple concret : révisez votre journal alimentaire et votre journal d'activités une fois par semaine pour évaluer vos habitudes. Identifiez les domaines dans lesquels vous pouvez apporter des changements positifs.

Adopter le régime crétois est un voyage personnel vers une meilleure santé, un meilleur bien-être et une meilleure qualité de vie. En suivant ce plan d'action et en incorporant progressivement les principes et modes de vie crétois dans votre vie quotidienne, vous pouvez créer une approche durable et équilibrée de la nutrition et du bien-être. N'oubliez pas que chaque petit pas compte et que le régime crétois peut vous guider vers une vie épanouie et saine inspirée des traditions millénaires de la Crète.

Chapitre 9 : L'Art de la Transition : Passer au Régime Crétois en Douceur

La transition vers le régime de craie peut sembler intimidante, mais elle peut être abordée avec précaution et progressivement. Ce chapitre vous guide à travers des stratégies pratiques pour une transition en douceur, en fournissant des preuves scientifiques et des exemples concrets pour vous aider à adopter progressivement et durablement ce mode de vie équilibré.

Comprendre vos habitudes actuelles

Avant de commencer la transition, prenez le temps de comprendre vos habitudes alimentaires actuelles. Identifiez les aliments que vous mangez régulièrement et que vous voudrez peut-être inclure dans votre alimentation à base de craie.

Exemple concret : Passez une semaine à enregistrer ce que vous mangez et buvez. Identifiez les aliments riches en graisses saturées, en sucres ajoutés et les aliments transformés que vous pouvez réduire.

Ajouter les principaux aliments petit à petit

Vous pouvez passer petit à petit au régime à la craie, en ajoutant lentement les principaux aliments. Commencez par ajouter plus de légumes, de fruits, de grains entiers et de protéines maigres à vos repas actuels.

Exemple concret : ajoutez une portion supplémentaire de légumes à votre déjeuner et à votre dîner. Remplacez certains grains transformés par des grains entiers, comme le riz brun ou le quinoa.

Choisir des graisses saines

Remplacez les graisses saturées par des graisses saines telles que l'huile d'olive extra vierge et les avocats. Ces graisses saines sont caractéristiques du régime crétois et offrent des bienfaits pour la santé.

Preuve scientifique : Une étude publiée dans **"The New England Journal of Medicine"** a révélé que l'utilisation d'huile d'olive extra vierge dans le cadre d'un régime méditerranéen réduisait le risque de maladie cardiovasculaire.

Exemple concret : utilisez de l'huile d'olive extra vierge en cuisine, dans les salades et pour donner du goût aux aliments.

Préférez les aliments non transformés

Réduisez progressivement votre consommation d'aliments transformés riches en sucre, en sel et en additifs. Préférez les aliments non transformés et préparez des repas avec des ingrédients simples.

Exemple Au lieu de barres énergétiques emballées, choisissez des collations comme des noix, des fruits frais et des légumes hachés.

Augmentez votre consommation de poisson et de légumineuses

Le poisson et les légumineuses sont les piliers de l'alimentation crétoise. Ajoutez-les progressivement à vos repas pour augmenter votre apport en protéines maigres et en acides gras oméga-3.

Exemple Commencez par ajouter du poisson à un repas par semaine. Découvrez des recettes de légumes comme les pois chiches, les lentilles et les haricots.

Réduire la consommation de viande rouge et d'aliments transformés

Réduisez votre consommation de viande rouge et d'aliments transformés riches en graisses saturées et en sodium. Choisissez des sources de protéines plus saines comme le poisson, les crustacés, les légumineuses et les viandes maigres.

 Exemple concret : remplacer la viande rouge par du poisson ou des légumes dans un repas par semaine.

 Profitez des saveurs naturelles
 Les aliments frais et non transformés ont de riches saveurs naturelles. Au cours de votre transition vers le régime à base de craie, apprenez à savourer ces saveurs sans ajouter trop de sel, de sucre ou de sauces.

 Exemple Utilisez des herbes fraîches et des épices pour rehausser le goût de vos aliments. Essayez de profiter de la douceur naturelle des fruits sans ajouter de sucre.

Participez aux découvertes culinaires

Passer au régime crétois peut être l'occasion de découvrir de nouvelles recettes et des ingrédients traditionnels. Diversifiez votre alimentation en essayant des recettes crétoises authentiques. Exemple : essayez des plats crétois comme le **dakos** (pain aux tomates séchées), le **tzatziki** (yaourt à l'ail et au concombre) ou le poisson grillé à la méditerranéenne.

Favorise l'équilibre et la flexibilité

Passer au régime à la craie ne nécessite pas de renoncer à tous vos aliments préférés du jour au lendemain. Favorisez l'équilibre et la flexibilité en permettant une indulgence occasionnelle.

Exemple spécifique : Prévoyez un repas par semaine où vous pourrez déguster vos aliments préférés qui ne sont pas strictement conformes au régime à la craie.

Garder patience et détermination

La transition vers le régime à la craie est un processus qui demande de la patience et de la persévérance. Les changements progressifs sont plus durables à long terme.

Exemple concret : soyez gentil avec vous-même et célébrez chaque petit succès. Continuez à apprendre et à vous adapter au fur et à mesure que vous explorez ce mode de vie.

La transition vers le régime crétois peut être une aventure passionnante et enrichissante. En y allant étape par étape et en intégrant les principes crétois à votre rythme, vous pourrez profiter des bienfaits de ce mode de vie équilibré sur la santé sans avoir l'impression de faire des sacrifices. En vous lançant doucement dans le régime de craie, vous pouvez créer des habitudes durables et profiter d'avantages à long terme pour la santé et le bien-être.

Chapitre 10 : Surmonter les Défis et Maintenir le Cap du Régime Crétois

Le chemin vers l'adoption réussie du Régime Crétois peut être parsemé de défis, mais avec la bonne stratégie et la mentalité adéquate, ces défis peuvent être surmontés. Ce chapitre vous guidera à travers les obstacles courants rencontrés lors de la pratique du Régime Crétois et vous fournira des preuves scientifiques et des exemples concrets pour vous aider à maintenir le cap malgré les difficultés.

Défi 1 : Conformité à Long Terme
La conformité à long terme au Régime Crétois peut être un défi, car il peut être difficile de maintenir de nouvelles habitudes alimentaires sur une période prolongée. Cependant, il existe des stratégies pour surmonter ce défi et rester fidèle au mode de vie crétois.

Preuve scientifique : Une étude publiée dans **"The American Journal of Medicine"** a montré que la conformité à long terme à un régime méditerranéen, similaire au Régime Crétois, était associée à une réduction du risque de maladies chroniques et de décès prématuré.

Stratégie : Planifiez vos repas à l'avance, préparez des options de repas saines et créez un environnement alimentaire favorable pour minimiser les tentations.

Défi 2 : Complexité de la Préparation des Repas La préparation de repas crétois peut sembler plus complexe en raison de la variété d'ingrédients frais nécessaires. Trouver le temps et les compétences nécessaires pour cuisiner peut être un défi.

Exemple concret : Consacrez un jour de la semaine à la préparation des repas en lot. Préparez des ingrédients de base tels que les légumes coupés, les grains cuits et les protéines grillées pour simplifier les repas pendant la semaine.

Défi 3 : Les Contraintes de Temps Le rythme de vie moderne peut rendre difficile la préparation de repas frais et équilibrés conformes au Régime Crétois. Les contraintes de temps peuvent conduire à des choix alimentaires moins sains.

Stratégie : Planifiez vos repas à l'avance et envisagez des repas simples et rapides à préparer. Utilisez des recettes à cuisson rapide et ayez des options de repas prêts à l'emploi pour les jours les plus chargés.

Défi 4 : Gestion des Événements Sociaux et des Sorties Les sorties

au restaurant, les événements
sociaux et les rassemblements
peuvent rendre difficile la
conformité au Régime Crétois.
Les options alimentaires peuvent
être limitées et les tentations
peuvent être nombreuses.

Preuve scientifique : Une étude
publiée dans "**The International
Journal of Environmental
Research and Public Health**" a
exploré les défis liés à la
conformité au régime
méditerranéen lors d'événements
sociaux et a souligné l'importance
de la planification préalable.

Stratégie : Avant de participer à un événement, vérifiez le menu si possible et choisissez des options conformes au Régime Crétois. Si vous ne pouvez pas contrôler le menu, mangez légèrement avant l'événement pour éviter de trop manger.

Défi 5 : Coût des Aliments Frais L'achat d'aliments frais et de qualité peut parfois être plus coûteux que l'achat d'aliments transformés bon marché. Les contraintes budgétaires peuvent rendre difficile la pratique du Régime Crétois.

Stratégie : Planifiez vos repas à l'avance et achetez en vrac lorsque c'est possible pour économiser de l'argent. Optez pour des options moins coûteuses de protéines maigres telles que les légumineuses et achetez des fruits et légumes de saison.

Défi 6 : Adaptation aux Préférences Alimentaires Le Régime Crétois peut nécessiter l'adaptation de certaines préférences alimentaires, ce qui peut être difficile pour certains individus. Par exemple, si vous n'aimez pas certains types de poissons ou de légumes.

Exemple concret : Explorez
différentes recettes pour préparer
les aliments que vous n'aimez pas
de manière plus savoureuse. Par
exemple, si vous n'aimez pas les
épinards, essayez de les
incorporer dans une quiche aux
légumes.

Défi 7 : Maintenir la Variété et
l'Intérêt Manger les mêmes
aliments de manière répétitive
peut entraîner un manque
d'intérêt et de variété, ce qui peut
affecter la motivation à suivre le
Régime Crétois.

Stratégie : Expérimentez avec de
nouvelles recettes crétoises,

explorez différents types de légumes et de protéines et faites preuve de créativité en cuisinant.

Défi 8 : Gérer les Envies et les Habitudes Précédentes Les envies d'aliments moins conformes au Régime Crétois et les habitudes alimentaires précédentes peuvent surgir et rendre la transition difficile.

Exemple concret : Lorsque vous ressentez une envie, prenez quelques instants pour réfléchir à la raison derrière cette envie. Identifiez des alternatives crétoises satisfaisantes, comme une poignée de noix ou une portion de fruits.

Défi 9 : Adaptation aux Préférences Culturelles Les préférences culturelles et les habitudes alimentaires peuvent être profondément enracinées et rendre la transition vers le Régime Crétois plus complexe.

Exemple concret : Explorez les similitudes entre les aliments traditionnels de votre culture et les principes du Régime Crétois. Trouvez des moyens d'intégrer les ingrédients crétois dans vos plats familiaux.

Défi 10 : Maintenir la Motivation à Long Terme Maintenir la motivation à long terme pour suivre le Régime Crétois peut être difficile, surtout lorsque les résultats ne sont pas immédiatement visibles.

Stratégie : Établissez des objectifs à court et à long terme pour vous rappeler pourquoi vous avez choisi le Régime Crétois. Célébrez vos succès, même les plus petits, pour maintenir votre motivation.

La pratique du Régime Crétois peut être ponctuée de défis, mais chacun de ces défis peut être surmonté avec la bonne approche et la bonne mentalité. En comprenant les défis courants et en utilisant des stratégies pratiques pour les aborder, vous pouvez maintenir le cap du Régime Crétois et récolter les récompenses pour votre santé et votre bien-être à long terme. Avec persévérance, patience et détermination, vous pouvez transformer les défis en opportunités pour grandir et prospérer grâce à ce mode de vie équilibré.

Conclusion :

Félicitations pour votre voyage à travers les principes, les avantages et les défis du régime crétois. Vous avez acquis une profonde compréhension de la richesse de ce mode de vie équilibré et de son impact sur votre santé et votre bien-être. Avant de vous décider, regardons brièvement les solutions concrètes que vous pouvez appliquer pour intégrer

harmonieusement le régime
crétois dans votre quotidien.

   Vous comprendrez les bases du
régime crétois et ses grands
principes, y compris beaucoup de
fruits et légumes frais, des
graisses saines et un mode de vie
positif.

   Apprenez les principes
nutritionnels du régime crétois
pour prendre des décisions
éclairées lors du choix des
aliments.
   Incluez régulièrement des
aliments essentiels dans vos
repas, tels que des légumes, des
fruits, des grains entiers, des

légumes, des noix, des herbes et des épices. Pour créer un environnement alimentaire favorable, adoptez des habitudes telles que la convivialité alimentaire, une préférence pour les aliments non transformés et une consommation modérée d'alcool.Ajoutez des exercices réguliers à votre routine quotidienne en vous concentrant sur les activités que vous aimez et en étant actif tout au long de la journée.

Pratiquez la gestion du stress grâce à des techniques comme la méditation, le yoga et la pleine conscience pour améliorer votre bien-être mental.

Adoptez une approche équilibrée de la nourriture en mangeant avec modération et en évitant les excès. Profitez d'avantages à long terme tels que la santé cardiovasculaire, la gestion du poids, la prévention des maladies chroniques, une meilleure santé cognitive et une meilleure qualité de vie.

 créez un plan d'action personnalisé en évaluant vos habitudes actuelles, en vous fixant des objectifs précis, en préparant des repas équilibrés et en appliquant progressivement les principes de la craie. Surmontez les obstacles en effectuant une transition progressive en ajoutant

lentement des aliments de base,
en choisissant des graisses
saines et en explorant de
nouvelles recettes crayeuses.

Résolvez des défis courants
comme le suivi à long terme, la
cuisine, les contraintes de temps
et les événements sociaux avec
des stratégies solides. En mettant
en pratique ces solutions dans
votre vie quotidienne, vous
pourrez profiter des nombreux
bienfaits du Chalk Diet tout en
surmontant les obstacles qui se
présentent à vous. N'oubliez pas
que le régime à la craie n'est pas
seulement une question de
nutrition, mais aussi d'équilibre,

de bienveillance et de bien-être général. En intégrant ces principes dans votre vie, vous pouvez créer une expérience enrichissante et durable pour vous et vos proches. Profitez de votre voyage vers une vie pleine et saine grâce au régime crétois !